ÉTUDE

SUR LES

TUBERCULES DE LA PROSTATE

PAR

G. DELFAU,

DOCTEUR EN MÉDECINE DE LA FACULTÉ DE PARIS,
Interne des hôpitaux de Paris.

PARIS

ADRIEN DELAHAYE, LIBRAIRE-ÉDITEUR

Place de l'École-de-Médecine.

1874

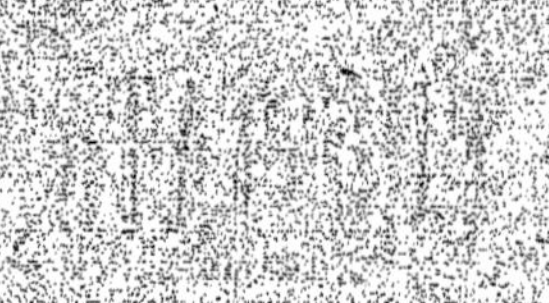

ÉTUDE

SUR LES

TUBERCULES DE LA PROSTATE

A. PARENT, IMPRIMEUR DE LA FACULTÉ DE MÉDECINE,

Rue Monsieur-le-Prince, 29-31

ÉTUDE

SUR LES

TUBERCULES DE LA PROSTATE

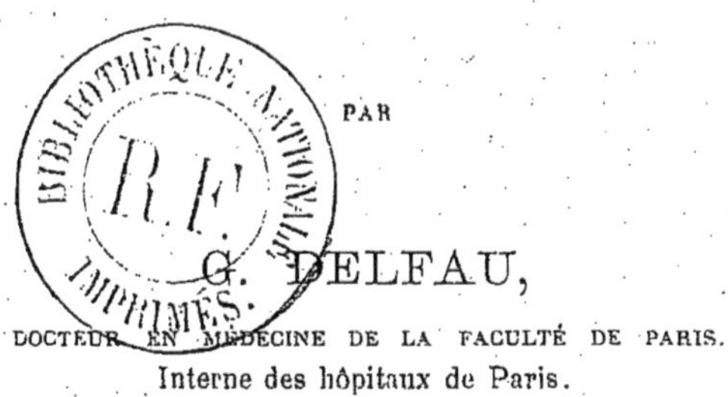

PAR

G. DELFAU,

DOCTEUR EN MÉDECINE DE LA FACULTÉ DE PARIS.

Interne des hôpitaux de Paris.

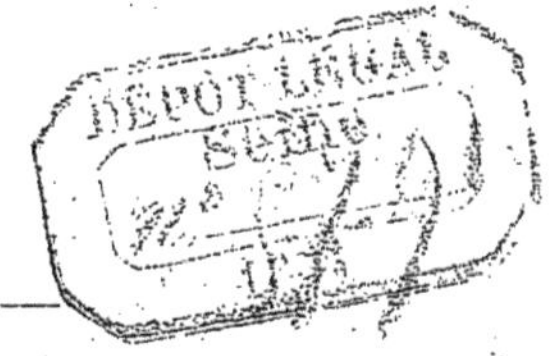

———

PARIS

ADRIEN DELAHAYE, LIBRAIRE-ÉDITEUR

Place de l'Ecole-de-Médecine.

———

1874

HISTORIQUE

On chercherait en vain dans les anciens auteurs une description, voire même une mention des tubercules de la prostate. Aujourd'hui c'est peu fréquemment qu'on les observe, et il s'en faut que tous reconnaissent dans cette affection la nature tuberculeuse.

Rien de plus naturel d'ailleurs : ce n'est pas de longtemps qu'on est à peu près fixé sur la véritable nature du tubercule ; on devait nécessairement ne surprendre qu'assez tard son évolution dans un organe où il est plus rare, où sa symptomatologie est plus obscure, et où l'ont rarement recherché ceux qui ont constitué, dans ces soixante dernières années l'histoire de cette lésion. Médecins pour la plupart, ceux-ci l'ont observée surtout dans le poumon, tandis que les chirurgiens étudiaient plus volontiers, dans la prostate comme dans les autres organes, des maladies « plus chirurgicales, » si je puis ainsi parler. Aussi l'historique de cette maladie ne peut-il encore constituer qu'un chapitre restreint.

Baillie, Burgraw, Howsip, Sœmmering, parlent d'un « engorgement scrofuleux de la prostate ; » ils sont sur la voie. Mais le cancer, la prostatite chronique, les fongus du col de la vessie, sont évidemment ici confondus avec le tubercule.

C'est dans *Verdier* seulement qu'on peut trouver une description se rapportant bien réellement à la lésion qui fait l'objet de notre travail ; on y reconnaît même ses divers états : miliaire, caséeux, crétacé.

Dans le dictionnaire en 30, *Velpeau* a rédigé l'article sur les maladies de la prostate, mais il consacre au tubercule une page qui est une constatation de son existence plutôt qu'une description.

Louis (*Recherches anatomico-pathologiques sur la phthisie*, Paris 1825, p. 132) dit que « sur quarante sujets phthisiques dont la prostate, les vésicules séminales et les conduits déférents ont été scrupuleusement examinés, trois offraient une plus ou moins grande quantité de matière tuberculeuse dans la prostate, » et il rapporte à la suite une observation de tuberculisation généralisée, dans laquelle l'extension de l'altération à la prostate n'a pas été reconnue du vivant du malade, mais se trouve très-soigneusement décrite à l'autopsie.

Mercier parle de certaines affections « scrofuleuses » de la prostate qui s'observent chez les jeunes gens, qu'il s'attache à distinguer des affections séniles de la glande, et qui paraissent n'être que des tubercules.

Dans la deuxième édition de son *Traité de chirurgie*, *Vidal de Cassis* en parle, mais brièvement.

Lebert (*Traité des maladies scrofuleuses et tuberculeuses*, 1849) dit les avoir observés, mais ne les décrit pas.

Dans sa thèse sur la *tuberculisation des organes génito-urinaires de l'homme et de la femme* (1857), *Ch. Dufour* rapporte plusieurs observations dans lesquelles l'altération a gagné la prostate. Il signale d'après Ricord l'écoulement blennorrhéique comme signe de la maladie.

Bientôt après, MM. Ch. Robin et Béraud cherchent à

déterminer d'une manière rigoureuse « si le tubercule prostatique pouvait débuter dans la glande, et y rester longtemps
sans que les autres organes fussent atteints. »

De ce jour, la véritable nature de la maladie est déter-
minée; à ceux qui viennent après incombe la tâche d'en
compléter l'histoire : telle est la signification des travaux
ultérieurs dont nous citons les principaux à la bibliographie.

ANATOMIE PATHOLOGIQUE

ET

NATURE DE LA MALADIE

La lésion qui nous occupe est-elle constituée par du vrai
tubercule, ou bien n'est-elle qu'une inflammation chronique
simple? — Y aurait-il lieu d'établir dans la prostate, comme
ont voulu le faire dans le poumon quelques pathologistes,
une distinction entre une inflammation caséeuse et une
vraie tuberculisation? — Les tubercules de la prostate
sont-ils une manifestation de la tuberculose, ou bien de la
scrofule? — Questions préalables qui s'imposent au début
de cette étude, et qu'il est du plus haut intérêt de trancher,
l'idée de sa nature dominant toute l'histoire de cette affection, et particulièrement imposant, ou rejetant au contraire
tel mode de traitement.

La lésion peut-elle ici prendre légitimement le nom de
tubercule, ou n'est-elle qu'une inflammation chronique
commune? Il est absolument impossible de trancher

cette question si l'on s'en tient à la prostate ; il faut de toute nécessité reprendre les choses d'un peu haut, et préciser d'abord le sens de ce mot : tubercule, considéré d'une façon générale ; se demander surtout où finit l'inflammation, où commence le tubercule.

C'est autour de ce point, qu'à propos de la phthisie pulmonaire, s'est concentré l'effort de la discussion entre les unicistes et les dualistes. Considérant comme tubercule la seule granulation grise, ces derniers, on le sait, ont été amenés à distinguer de la tuberculose une forme spéciale d'inflammation chronique : la pneumonie caséeuse. Cette conclusion souleva de nombreuses répugnances, surtout parmi les cliniciens, et suscita, tant à la tribune académique que dans les livres et les journaux, de vives discussions que nous n'avons pas à rapporter ici, mais dont semble être sortie victorieuse l'idée de l'unité. Cette victoire est-elle définitive, ou plutôt n'est-ce qu'une étape dans l'évolution que doit subir l'idée de phthisie ? Il serait téméraire de rien affirmer là-dessus ; constatons seulement la faveur avec laquelle elle a été accueillie. La clinique et l'anatomie pathologique, cette fois, se donnent la main, et pour ne citer que les travaux les plus récents sur ce sujet, ceux de MM. Pidoux, Thaon, Grancher, nous voyons qu'ils arrivent à une conclusion identique : l'unité.

M. Grancher surtout, plus précis et plus net, cherche à établir que la lésion tuberculeuse n'offre rien de spécifique. Mais elle ne cesse pas pour cela d'être du tubercule : on n'a pas besoin pour le reconnaître qu'il offre la plénitude de ses caractères, mais seulement des caractères suffisants ; et les produits caséeux sont aussi légitimement tuberculeux que la granulation miliaire grise. On comprend facilement ce qu'a de séduisant une pareille interprétation.

La conception du tubercule ainsi élargie, on n'a plus, pour en rejeter l'existence ou en restreindre la fréquence dans la prostate, les raisons qu'on aurait pu avoir, si l'on avait considéré comme tuberculeuse la seule granulation grise.

Granulation miliaire grise, tubercule infiltré, tous produits caséeux : — autant d'altérations dont la nature pourrait dès lors être considérée comme tuberculeuse, aussi bien anatomiquement que cliniquement. Que si maintenant nous interrogeons la clinique, sa réponse sera la même : la cachexie, la coïncidence d'accidents pulmonaires, méningitiques, etc., avaient dès l'abord frappé les observateurs, et la conclusion clinique avait devancé la conclusion anatomo-pathologique.

Mais il s'en faut que tous les esprits se fussent ralliés à cette idée. Frappés surtout de ce fait qu'une irritation quelconque : la blennorrhagie, l'épididymite notamment, amènent l'altération chez des gens qui n'y paraissaient nullement prédisposés à l'avance, et chez qui la maladie respectait les poumons et les méninges, se refusaient, se refusent encore à y voir la manifestation d'une maladie générale. Mais si l'on reconnaissait à cette objection une valeur exagérée, toute la phthisie tomberait du coup, car cette remarque s'applique aussi bien à la tuberculose pulmonaire. « La phthisie, dit M. Pidoux, est une maladie banale qui ne demande pas, pour éclater, une disposition aussi particulière et aussi définie que bien d'autres maladies chroniques : l'épilepsie, l'asthme, le cancer, la folie, par exemple. Il y a dans tous les lieux, dans toutes les conditions, un bien plus grand nombre d'individus disposés et exposés à la phthisie qu'aux maladies que je viens de signaler. Celles-ci ne tombent guère sous le coup des milieux et des causes occasionnelles au degré où on le voit pour la phthisie. En dépit de tout ce qu'on a dit de l'hérédité, de la diathèse, de l'innéité et de l'habitude extérieure des prédestinés à la phthisie, cette maladie frappe un très-grand nombre de sujets qu'on ne peut enfermer dans aucune de ces catégories. »

Un mot encore : les malades présentent des accidents contemporains ou antérieurs, des antécédents héréditaires, plus souvent peut-être scrofuleux que tuberculeux. « On doit, dit Curling en parlant des tubercules du testicule, considérer le développement de cette maladie comme une des manifestations de l'état morbide de la constitution, que l'on désigne sous le nom de *diathèse scrofuleuse ou tuberculeuse*. » (Curling, *Traité pratique des maladies du testicule*, p. 373.) Doit-on avec quelques auteurs, au nombre desquels semble se ranger Curling, confondre en une seule maladie la scrofule et la tuberculose ? — Devrait-on au contraire distinguer soigneusement ces deux maladies? mais le tubercule serait-il un produit commun à l'une et à l'autre, ainsi que le veulent Milcent et Bazin ? — Ne doit-on pas enfin rejeter l'une et l'autre de ces interprétations ?

Ces questions de doctrine sont loin d'être oiseuses : elles offrent ici plus qu'ailleurs un intérêt immédiatement pratique de premier ordre. Le dernier mot n'est pas encore dit sur une question aussi difficile, et il ne nous appartient pas de la trancher. Toutefois, nous ne sommes pas éloigné de croire à l'unité de la phthisie et de voir dans la prostate une étroite communauté de nature entre les lésions dont nous avons parlé. — Seulement ici comme partout, ici peut-être plus fréquemment qu'ailleurs, une cause d'irritation forte et prolongée chez un scrofuleux, suscite la dégénérescence.

« La dégradation plasmatique ne suffit pas au développement du tubercule, il faut qu'un principe d'irritation intervienne. » (Pidoux). Dans les cas que nous envisageons, la scrofule a produit la dégradation plasmatique, — la blennorrhagie par exemple, survient à titre d'irritant. Ce n'est pas une tuberculisation chez un scrofuleux, ce n'est pas non plus du tubercule de nature scrofuleuse ; c'est une tuberculisation *à scrofulâ*.

Ces prémisses posées, nous pouvons aborder l'étude des lésions que présente la prostate tuberculeuse.

La glande n'est généralement pas augmentée de volume, ainsi que l'ont remarqué plusieurs observateurs, qui ne laissent pas d'en être étonnés. Mais nous n'en avons trouvé chez aucun l'explication. Si la prostate tuberculeuse conserve son volume normal, on peut, ce nous semble, en trouver la raison à la fois dans l'anatomie normale et dans le processus anatomo-pathologique. Ce dernier consiste moins dans la formation d'éléments nouveaux capables d'augmenter le volume total de l'organe, que dans une dégénération des éléments existants. Produirait-il d'ailleurs une légère tuméfaction, que celle-ci serait domptée par la résistance tout à la fois des fibres musculaires lisses qui prennent une si large part dans la structure de la glande et par les plans aponévrotiques qui la brident. — Ainsi donc le volume de l'organe n'augmente pas, et c'est le contraire qui aurait lieu d'étonner.

La lésion d'ailleurs n'occupe pas la totalité de la glande, ou du moins ce n'est qu'à une période assez avancée de la maladie qu'elle l'envahit. Ainsi que l'a établi Vidal (*Gazette des hôpitaux* 1850. — *Société de chirurgie),* c'est par la partie postéro-supérieure, par la base, que débute le mal. — Est-ce le lobe droit ou le gauche qui est le premier atteint ? Dans une observation de M. Verneuil (*Bulletin de la Société anato-*

mique 1854), la lésion avait frappé le lobe droit, tandis qu'elle s'était localisée au gauche dans une observation de Godard, dont Béraud fait mention. Vidal ajoute une particularité anatomo-pathologique très-intéressante au point de vue clinique : « Les tubercules, dit-il, débutent du côté de la face uréthrale ; ainsi nous nous sommes assuré que cette face était déjà profondément altérée par du tubercule ramolli, et cependant la face rectale n'offrait pas d'altération bien appréciable au toucher. » Cette remarque explique les cas de tubercules de la prostate qui ne se sont trahis pendant la vie que par des signes de cystite du col (voy. obs. III.) « Le plus souvent toutefois, ajoute Vidal, le tubercule débute par le centre de la glande, » de sorte qu'à la rareté clinique correspond la rareté anatomo-pathologique. Mais on peut le dire, ce sont là les exceptions : la règle, c'est que les deux lobes soient atteints. Et si l'on ne peut pas affirmer qu'ils l'ont été simultanément, on constate du moins une lésion à peu près aussi avancée dans l'un que dans l'autre.

Pour ce qui est de la nature de cette lésion, nous nous sommes expliqué plus haut : pour que nous prononcions le mot de tubercule, nous ne considérerons pas comme indispensable la présence de la granulation miliaire grise. Il suffit que nous trouvions de la matière caséeuse de nature tuberculeuse ; et c'est, hâtons-nous de l'ajouter, l'altération de beaucoup la plus fréquente. Il ne faudrait pas croire cependant que la granulation n'existe jamais dans la prostate. Béraud écrivait déjà en 1857 : « Sur une prostate qui nous a été remise par notre excellent ami M. Godard, nous avons vu d'une manière évidente que tout le lobe latéral gauche était infiltré à son sommet par des granulations tuberculeuses. » On n'a qu'à ouvrir le traité des tumeurs de Virchow (t. III, p. 131), pour y voir décrites les granulations miliaires grises de la prostate. On en trouve également la description dans Rindfleich (*Hist. path.*). C'est aujourd'hui un fait nettement établi.

Mais il n'en est plus de même si, au lieu simplement de l'existence de ces tubercules, il s'agit de leur origine. Ce n'est pas la trame conjonctive, ce n'est pas la portion musculaire qui seraient le siége du mal à son début, mais bien les canaux prostatiques, si l'on en croit Béraud. Cette opinion s'appuie d'ailleurs sur l'analogie : on sait que, d'après Curling et Andrew Clark, les tubercules testiculaires se développent primitivement dans l'intérieur des canaux séminifères. M. Verneuil, en outre, a signalé (*Société anatomique* 1856) des tubercules des canalicules testiculaires. Ce qui tendrait à confirmer la théorie de l'origine épithéliale du tubercule, soutenue par Rindfleisch et Colberg. Ajoutons cependant que la néoplasie se ferait par une prolifération conjonctive d'après Virchow, tandis que Conhcims lui attribue pour origine les globules blancs du sang et les éléments lymphatiques.

Quant à M. Robin, voici ce qu'il en dit : (*Littré et Robin, Dictionnaire de médecine, de chirurgie, etc.* 13ᵉ édit.).

« On sait que ce qu'on appelle : tubercules du poumon, des ganglions lymphatiques, du cervelet, de l'épididyme, des os, etc., n'est autre chose qu'une des phases d'évolution de la lésion pulmonaire, ganglionnaire, etc., phase qui est analogue dans chacun de ces organes; ce degré d'altération est atteint plus ou moins tôt selon l'état général des sujets et selon l'organe affecté. Ainsi, le tubercule des ganglions, celui de l'épididyme, des os, etc., représentent la phase jaune, friable, puis molle et diffluente d'une lésion qui diffère du centre où elle a commencé comparativement à la périphérie où elle continue, et plus ou moins, selon la composition des

— 14 —

tissus qu'elle affecte, ganglionnaire, épididymaire, médullaire des os, pulmonaire, et aussi des autres. Cette altération
portant sur les noyaux du tissu lamineux, des épithélium, etc., qui prennent part à la constitution de ces tumeurs,
donne à ceux-là une certaine analogie d'aspect qui les a fait
considérer comme *éléments spécifiques ou corpuscules pro-
pres du tubercule.* »

L'altération fait bientôt des progrès. La croissance des
tubercules se ferait, d'après Virchow (*Path. des tumeurs*)
comme dans le cerveau, par apposition de zones des prolifération grise (*Traité des tumeurs*). Outre que l'explication
est fort contestée pour le cerveau, elle ne pourrait s'appli-
quer, dans la prostate, qu'à la granulation miliaire qui, pré-
cisément y est rare. Les petites masses tuberculeuses qu'on
rencontre dans cet organe ne se seraient-elles pas plutôt
formées comme certaines tumeurs analogues du cerveau,
qui sont pour le même auteur le résultat d'une encéphalite
tuberculeuse.

Quoi qu'il en soit de cette question de doctrine, on trouve
dans la prostate à cette période, des masses caséeuses dis-
séminées, soit isolées, soit réunies entre elles par des traînées de même nature.

Cette matière caséeuse disparaît ensuite, et laisse à sa
place une caverne plus ou moins petite, plus ou moins spa-
cieuse, dans laquelle on peut faire parfois pénétrer un stylet
par un orifice ouvert sur la muqueuse uréthrale. Ces cavernes s'agrandissent, et il ne manque pas d'observations dans
lesquelles la prostate se trouvait réduite à une coque fibreuse
ne contenant plus, à l'autopsie, que de l'urine et un peu de
matière caséeuse dans des petits culs de sacs (*Bulletin de la
société anatomique*, 5e série, tome VIII, p. 42).

Le processus ulcératif ne s'arrête pas toujours là : la loge fibreuse de la prostate n'est pas toujours respectée : un trajet fistuleux s'établit, plus ou moins étendu, plus ou moins sinueux, anfractueux ; tantôt il s'ouvre au périnée en arrière des bourses, comme on peut le voir dans l'observation 2 que nous rapportons, tantôt sur le scrotum lui-même. Au lieu de se frayer une voie vers l'extérieur, la fistule va d'autres fois s'ouvrir dans un autre organe : dans le rectum, dans le bas-fond de la vessie. Tel serait même, d'après Ricord, l'origine des fistules anales chez les phthisiques (Ch. Dufour, *Thèse*, Paris 1854).

Le mécanisme par lequel se forment ces fistules et ces cavernes n'a pas été étudié spécialement dans la prostate ; mais il est fort probable qu'il est analogue à celui qui préside à la formation et à l'agrandissement des cavernes pulmonaires.

En même temps que se ramollit la masse tuberculeuse, se produit dans le tissu qui l'entoure un travail inflammatoire qui amène sa destruction.

Ici, comme dans les autres organes, les tubercules peuvent se crétifier. M. Broca a fait connaître un cas de testicule tuberculeux, dans lequel la prostate contenait un tubercule crétacé.

M. Liouville a trouvé dans le cerveau des tumeurs calcaires qu'il considère avec toute apparence de raison comme des reliquats de tubercules. La même chose pourrait-elle se présenter pour la prostate ? nous posons la question sans pouvoir la résoudre. La découverte de tubercules existant simultanément dans d'autres organes avait conduit M. Liouville à cette induction : si l'on rencontrait des masses calcaires dans la prostate avec coïncidence de tubercules dans d'autres organes, on serait en droit de formuler la même conclusion.

La tuberculisation peut-elle rester limitée à la prostate? Vidal l'admettait : de là la distinction qu'il établissait entre le tubercule « malin » qui n'était qu'un élément d'une tuberculisation généralisée et celui que, par opposition, il appelait « benin, » parce que, limité à la prostate, il n'amenait pas les graves désordres que l'on voit accompagner le précédent.

« Quant à nous, dit Béraud, nous avons abordé ce sujet, et grâce à l'obligeance de M. Ch. Robin, nous pouvons affirmer qu'il y a des tubercules dans la prostate, alors que tous les autres organes n'en offrent pas le moindre vestige. »

L'analogie vient encore confirmer cette assertion : nous avons trouvé dans l'*Union médicale,* année 1869, p. 169, la traduction d'un cas de tuberculisation isolée du rein gauche, observé en Allemagne. De son côté, M. Rousset (du Mans), a observé un cas de développement de tubercules dans la région périnéale et anale (*Gazette Hebdomadaire* 1871, p. 366). Ainsi donc, il ne faudrait pas, pour nier la possibilité d'une tuberculisation isolée de la prostate, invoquer la loi de Louis, qui ne peut plus être aujourd'hui soutenue.

Le plus souvent cependant, hâtons-nous de le reconnaître, on trouve, en même temps que la tuberculisation de la prostate, la même lésion dans le testicule, la vessie, les vésicules séminales.

Où a débuté alors la maladie? Il est le plus souvent bien difficile de l'établir, et nous ne croyons pas qu'on puisse donner une règle absolue à ce sujet : à côté des observations où l'on peut voir des tubercules du testicule précédant ceux de la prostate, on peut en voir d'autres, et l'observation que nous rapportons en est un exemple, les tubercules de la prostate précéder ceux du testicule. Dans l'observation de

Louis (*Recherches anatomico-pathologiques sur la phthisie,*
1825, p. 138), c'est la prostate qui est atteinte; l'altération est déjà très-avancée, ainsi que dans les vésicules séminales. Le testicule et la vessie sont parfaitement sains. Les
organes génitaux peuvent être sains, et la tuberculisation
prostatique peut exister en même temps que la tuberculisation pulmonaire, l'ayant précédée, ou la suivant. On peut
voir enfin, et relativement aux précédents, ces cas ne sont
pas rares, une tuberculisation généralisée : « sur 40 phthisiques dont la prostate, les vésicules séminales et les conduits
déférents ont été scrupuleusement examinés, trois offraient
une plus ou moins grande quantité de matière tuberculeuse
dans la prostate; et chez l'un d'eux, cette matière existait à
la fois dans la prostate, les vésicules séminales, et les canaux
déférents. » (Louis. *Recherches anatomico-pathologiques sur
la phthisie.* Paris, 1825, p. 125).

Comme altération consécutive à la tuberculisation de la
prostate, nous citerons l'atrophie de la glande, signalée par
Thompson. D'après le chirurgien anglais, cette atrophie
peut se produire sous l'influence d'un certain nombre de
causes : — Il distingue l'atrophie sénile, l'atrophie congé-
nitale, et l'atrophie par épuisement général. Elle porterait à
la fois sur tous les éléments de la prostate, et serait surtout
prononcée dans la phthisie (*British Medical* JOURNAL 1861.
— 1ᵉʳ semestre).

SYMPTOMES

La tuberculisation de la prostate ne se trahit à son début par aucun signe appréciable ; d'autres fois elle se manifeste par des signes très-peu prononcés, ou qui peuvent appeler l'attention d'un autre côté : je veux parler de la constipation, du ténesme rectal.

On en pourrait dire autant de l'amaigrissement et de l'habitus que présentent les malades, ces signes attirant généralement les recherches vers d'autres appareils.

Nous avons pu nous convaincre par la lecture attentive d'un grand nombre d'observations que la cachexie peut accompagner, qu'elle accompagne presque toujours, — à un degré plus ou moins avancé, — la tuberculisation de la prostate, soit isolée, soit accompagnée de lésions analogues dans les organes voisins. Et il n'est pas nécessaire pour cela qu'il y ait coïncidence de tuberculisation pulmonaire.

Les premiers signes accusés par le malade, qui peuvent attirer l'attention sur la prostate, sont généralement des signes de cystite du col : c'est de la douleur, ou bien du ténesme vésical ; d'autres fois c'est de la dysurie, ou même de la rétention d'urine.

Ces signes, on le conçoit, n'ont pas par eux seuls, une grande valeur au point de vue du diagnostic : ils ne précisent pas plus la nature de la maladie que son siége à la prostate ou bien à la vessie.

Que ces symptômes se soient ou non manifestés, apparaît presque toujours l'*hématurie*. Le sang s'écoule en dehors de la miction en quantité variable, mais généralement petite. L'écoulement peut être peu considérable et séjourner dans le canal de l'urèthre : il est alors, au moment de la miction, entraîné par l'urine à laquelle il se trouve plus ou moins intimement mêlé. Ce fait peut devenir une cause d'erreur en faisant attribuer pour siége à l'hémorrhagie non la prostate mais la vessie. En pareil cas toutefois, on remarquera que ce sont les premières gouttes d'urine qui entraînent le sang, le reste étant pur. Dans l'hématurie vésicale il peut en être de même ; mais le plus souvent toutefois, c'est après la miction que s'écoule le sang.

On a dit que ce dernier pouvait se trouver mêlé au liquide spermatique, qu'il colorait de nuances variables. Le fait paraît, certes, fort naturel, mais nous ne l'avons jamais ob-observé, pas plus que nous ne nous rappelons l'avoir trouvé relaté dans aucune observation.

Il s'écoule par l'urèthre un liquide, qui rappelle le pus de la blennorrhagie.

Ce symptôme, signalé pour la première fois par Ricord, a plus fait commettre d'erreurs qu'il n'a fait reconnaître de tuberculisations de la prostate. Pour peu même, qu'il y ait un commencement de tuméfaction douloureuse du testicule, due à la tuberculisation épididymaire à son début, combien l'erreur est facile ! M. A. Fournier en rapporte un exemple qui lui est personnel, et qu'il a observé à l'hôpital Lariboisière ; nous le rapporterons ici, car on ne saurait être trop prémuni contre une erreur si grave.

« Un jeune homme était affecté depuis plusieurs mois d'un écoulement uréthral, que plusieurs médecins avaient considéré comme blennorrhagique et combattu à l'aide de cubèbe, de copahu et d'injections diverses. Il présentait en effet, une sécrétion purulente d'un jaune verdâtre, assez abondante, et tout à fait semblable au pus de la chaude-pisse; de plus, il accusait une douleur légère dans la miction et quelques difficultés pour uriner, etc. Admis à l'hôpital pour une maladie tout à fait étrangère, il succomba. Or, à l'autopsie, nous trouvâmes le canal absolument sain; l'origine de l'écoulement était une vaste caverne tuberculeuse creusée dans la prostate. »

A. Fournier. — *Nouveau Dict. de médecine et de chirurgie pratiques*. T. V. p. 159.

L'*urine* ne présente pas de caractères bien particuliers; il nous a semblé, cependant, qu'elle offrait parfois un état trouble, dû sans doute au pus qu'elle entraînait à son passage.

Le *cathétérisme* peut ne donner aucun renseignement et cela se conçoit lorsque les tubercules occupent le centre de la glande. — Mais il se montre d'autres fois un gonflement du col de la vessie; la sonde est quelquefois arrêtée au niveau de la prostate. C'est ainsi que, chez le malade qui fait le sujet de l'observation 2, le bec de la sonde était arrêté au sommet de la glande, avant d'entrer dans la poche prostatique.

Il arrive d'autres fois que la sonde introduite dans l'urèthre laisse écouler de l'urine, soit pure, soit trouble, sans que l'on soit entré dans la vessie; l'extrémité de la sonde plonge alors dans une poche prostatique, et il est, en pareil cas, souvent fort difficile de pénétrer dans la vessie. (Voy. Obs. VI).

La sonde, au lieu d'être arrêtée par un rétrécissement, vient butter contre une petite caverne et s'y engage. Si on pousse, on est sûr de faire une fausse route.

C'est dans le *toucher rectal*, que se trouvent les vrais éléments d'un diagnostic assuré. — Il peut arriver sans doute,

que le doigt ne découvre rien, soit que les tubercules occupent encore la muqueuse uréthrale ou le centre de la
glande, soit que le sommet de l'index n'explore pas la base
de la prostrate, région où on trouve le plus fréquemment les
tubercules.

En tout cas, on ne constate jamais de gonflement notable
de la glande, à moins toutefois, que les difficultés du cathétérisme ne soient dues, dans quelques cas, à une projection
en haut, dans le canal, de la glande bridée de tous les autres
côtés.

On perçoit le plus souvent à la base, tantôt au lobe droit,
tantôt dans le gauche, presque toujours des deux côtés,
quelquefois enfin au centre, un ou plusieurs noyaux durs.
Le plus fréquemment, à côté de ces noyaux durs, on en
trouve de ramollis, on dirait d'autant de petits foyers purulents.

A une période plus avancée de la maladie apparaissent
les fistules : scrotales, périnéales, anales, vésicales, que nous
ne décrirons pas, car elles ne présentent pas ici de caractères particuliers.

La tuberculisation peut se trouver limitée à la prostate ;
mais, outre que cela est rare, quand elle débute par la
prostate, elle n'y reste pas longtemps cantonnée, en sorte
qu'aux signes précédemment étudiés, viennent se joindre
des accidents de voisinage.

Ce sont des signes de tubercules de la vessie : hématurie
(sur les caractères de laquelle nous reviendrons en traitant
du diagnostic, vive douleur au moment où le bec de la sonde
franchit le col de la vessie ; — tubercules du rein (douleurs
lombaires avec ou sans irradiations) ; l'urine contient du
sang qui peut être en très-petite quantité, ce qui commande
l'examen microscopique ; quelquefois de l'épithélium. On y

trouve en outre, assez fréquemment, d'après Rosenstein (*Traité des maladies des reins*), une masse blanchâtre, grumeleuse, dans laquelle le microscope montre des granulations et qui, d'autres fois, paraît amorphe; ces éléments résistent à la chaleur, à l'acide acétique, et aux acides en général.) Dans des cas où l'attention serait attirée sur la prostate, mais où le diagnostic resterait suspendu, les signes précédents pourraient l'éclairer.

La lésion qui accompagne le plus souvent la tuberculisation prostatique, c'est la tuberculisation de l'épididyme et des canaux déférents avec les vésicules séminales. Nous ne rappellerons pas ici les signes classiques de l'affection testiculaire.

C'est ainsi que nous signalerons, sans les décrire, les tuberculisations pulmonaire et méningée.

MARCHE

La marche de l'affection est extrêmement rapide quand elle n'est qu'un élément d'une tuberculisation généralisée. Mais elle peut être lente et même présenter un arrêt comme en rapporte un exemple le docteur Smith, de l'hôpital Saint-Barthélemy (*Bartholomew's hospital Reports*, vol. VIII p. 103) — rapportée par M. Stapfer.), même lorsqu'elle coïncide avec une tuberculisation des organes génito-urinaires et du poumon. Ce qu'on peut dire d'une manière générale, c'est que la marche est plus rapide quand le poumon est pris, plus lente quand il est indemne. C'est ce que voulait exprimer Vidal, quand il distinguait un tubercule bénin en un tubercule malin.

Une question intéressante à étudier, mais difficile à trancher, est celle de savoir, dans les cas de tuberculisation des organes génito-urinaires, où a commencé le mal. Peut-être le plus fréquemment, débute-t-il par le testicule. Mais dans l'observation II, que nous rapportons, la marche ne laisse pas le moindre doute sur l'antériorité de la lésion prostatique. —L'épididyme n'était encore que douloureux, et déjà, dans la prostate, les tubercules avaient eu le temps de se former, de produire un trajet fistuleux et un abcès au périnée. Dans l'observation V, qui nous a été communiquée par M. Landouzy, la lésion prostatique semble encore antérieure à la lésion vésicale. Béraud dit avoir lu une observation de Godart, dans laquelle la lésion avait manifestement débuté par la prostate (1). — D'un autre côté, « M. Dolbeau pense que la tuberculisation du testicule est souvent précédée par le développement de granulations grises dans l'épaisseur du col de la vessie, ce qui explique la dysurie, l'effort pour uriner, les urines sanguinolentes, le sang pur qui paraît ordinairement après la miction, quelquefois avant elle, et la sensibilité du col au moment du passage de la sonde. Le professeur considère ces différents signes survenant sans cause appréciable, chez une personne dont les parents sont phthisiques, ou phthisique elle-même, *ou simplement d'apparence tuberculeuse*, comme les premières manifestations d'un envahissement des organes génito-urinaires, par la maladie diathésique. » Stapfer.

(1) On peut voir dans l'obs. I que la tuberculisation des organes génito-urinaires avait probablement débuté par la prostate, pour s'étendre de là aux vésicules séminales. En tout cas, la vessie ni le testicule n'étaient encore atteints.

Après un temps très-variable, les fistules se forment et vont s'ouvrir dans divers points. Au moment de l'ouverture au dehors, les malades présentent généralement de la fièvre de suppuration, ce qui augmente alors leur pâleur ainsi que leur amaigrissement, qui est généralement fort avancé à cette époque. (Obs. II.)

DIAGNOSTIC

Si la tuberculisation de la prostate a été si longtemps, d'abord inconnue, puis considérée comme excessivement rare, cela tient à ce qu'on ne la recherchait pas ; si, chez tous les phthisiques, on examinait à ce point de vue les organes génito-urinaires, nous sommes persuadé que la maladie qui nous occupe paraîtrait bien plus fréquente. Le diagnostic n'offre pas de grandes difficultés chez un malade qui présente des tubercules du poumon et du testicule : s'il y a de la douleur, du ténesme vésical, de la dysurie, de la rétention d'urine, de l'hématurie ou de la blennorrhée, on peut être à peu près certain que l'examen local révélera des granulations dans le prostate. Il en est de même quand le malade présente seulement des tubercules du testicule. C'est alors qu'il est bon de ne pas oublier le précepte de M. Gosselin : « Il m'est arrivé souvent de compléter le diagnostic du testitule tuberculeux par le toucher rectal, qui me permettait de constater une lésion analogue du côté de la prostate ou des vésicules séminales, et réciproquement,

d'établir que certaines dysuries étaient dues à la tuberculisation de la prostate ou à celle de la vessie et des reins,
parce que le malade portait en même temps des engorge-
ments d'apparence tuberculeuse sur les testicules. » — Note
à Curling, p. 377.

Mais il est des cas plus difficiles. Nous avons vu plus
haut que l'affection peut se traduire par un écoulement
blennorrhéique. Ce signe, sur lequel Ricord a appelé l'attention, peut devenir la source d'erreurs extrêmement graves.
On peut croire à l'existence d'une blennorrhagie et méconnaître la tuberculisation de la prostate ; il peut même y
avoir un commencement d'envahissement de l'épididyme.
Dès que le malade se plaint que son testicule est douloureux, on considère le diagnostic comme confirmé, et on
croit qu'une orchite vient compliquer la blennorrhagie.
Chez tout individu présentant un écoulement persistant par
l'urèthre, surtout à la moindre goutte de sang qui apparaî-
trait, que l'on examine soigneusement l'épididyme, ainsi
que la prostate, si l'on ne veut s'exposer à méconnaître une
phthisie. Tels écoulements chez des gens pâles, affaiblis, et
dont la persistance était attribuée au tempérament de l'individu, n'étaient autre chose que la manifestation de tubercules de la prostate.

Il ne faudrait pas non plus, allant trop loin dans cette
voie, croire à une tuberculisation prostatique qui n'existe-
rait pas. Comme les tubercules, la prostatorrhée se rencontre
chez les jeunes gens, surtout chez les adolescents. Elle est
amenée par les purgatifs drastiques, les cantharides, la té-
rébenthine, et surtout la masturbation, qu'il ne faut pas
perdre de vue dans les affections des adolescents. On serait ici d'autant plus enclin à l'erreur que, dans les deux
cas, le facies et l'habitus sont les mêmes ; mais, dans la

prostatorrhée, on ne trouvera, pour expliquer cet état général de tubercules pulmonaires ni testiculaires, aucun signe fonctionnel du côté du col de la vessie ; et, au besoin, l'examen local pourait lever les doutes.

Quant à l'*hématurie*, on peut éliminer d'emblée l'idée d'une source rénale ou vésicale, si elle se produit en dehors de la miction. Un cas, toutefois, peut se présenter où l'erreur serait possible : l'hémorrhagie serait assez faible pour que le sang ne s'écoulât pas spontanément par l'urèthre, l'urine l'entraînerait à son passage. Mais même alors, par un examen attentif on pourra toujours arriver à s'assurer que le sang s'est écoulé en dehors de la miction ; tout ne sera pas dit pour cela ; les tubercules de la prostate ne sont pas seuls à produire une hémorrhagie uréthrale. Nous signalerons seulement le traumatisme. On s'informera donc si le malade n'a pas été sondé récemment, et, dans le cas où sa réponse serait affirmative, on aurait à rechercher si l'hématurie n'est pas liée au cathétérisme.

Quant au traumatisme non opératoire, il est le plus souvent inutile de poser des questions à ce sujet. La réponse sera presque infailliblement négative, voire même indignée. On recherchera toutefois s'il n'existe pas dans l'urèthre quelque corps étranger.

La douleur, le ténesme vésical, la dysurie, peuvent exister seuls (voyez Obs. III). Alors on devra pratiquer le cathétérisme et le toucher rectal. Ces deux explorations sont-elles infructueuses, on devra admettre soit une névralgie du col de la vessie, soit la simulation mais sous bénéfice d'inventaire toutefois, surtout si le malade présente depuis un certain temps de l'amaigrissement que l'on ne sait à quoi rattacher. N'oublions pas que des tubercules peuvent se trouver dans le centre de la glande (où ils débutent le plus souvent), et se dérober momentanément à l'exploration lorsque, peu après, par les progrès de la lésion, ils deviendront manifestes. C'est ici le lieu de rappeler que la tuberculisation, même limitée à la prostate, s'accompagne de cachexie ; ce qui peut paraître extraordinaire au premier abord, mais ce qui est au contraire tout à fait naturel, si l'on veut bien réfléchir que la production du tubercule, en quelque organe que ce soit, est déjà le résultat d'un affaiblissement profond de l'économie. En un mot, on n'est pas autorisé, en pareille occurrence, à formuler nettement le diagnostic : tubercules. Le pronostic, toutefois, doit être soigneusement réservé ; c'est à ce point de vue que nous publions l'observation III. Nous ne faisons, en cela, que nous conformer aux sages conseils de M. Gosselin, qui dit, en parlant de l'examen local : « Il est bon de renouveler de temps à autre l'exploration ; car il est possible que les tubercules, d'abord absents ou larvés, et par conséquent non reconnus à un premier examen, se forment ou s'accroissent plus tard, et deviennent appréciables à un examen ultérieur. » — (Gosselin. *Cliniques*, vol. ii, p. 418.) Quoi qu'il en soit des signes rationnels que nous venons de passer en revue au point de vue du diagnostic : c'est à l'exploration physique, au cathétérisme et au toucher rectal qu'il faut avoir recours pour établir nettement l'existence de la lésion.

Nous ne parlerons pas du gonflement du col de la vessie, que la sonde permet parfois de reconnaître : c'est un signe de peu de valeur.

Il n'en est pas de même des cavernes prostatiques : on sent que le bec de la sonde n'est pas dans la vessie, et cependant on est dans une poche qui peut souvent être assez vaste et contenir de l'urine ; on doit alors examiner la prostate par le toucher rectal, on trouvera des tubercules (Obs. II et VI.).

C'est au TOUCHER RECTAL que l'on a recours en dernière analyse. Mais ici encore se trouvent quelques causes d'erreur : outre que l'on peut méconnaître, ainsi que nous l'avons établi déjà, des tubercules existant réellement, on pourra les confondre avec des calculs, des kystes, des concrétions calcaires, des noyaux cancéreux. Les tubercules, avons-nous dit, ne produisent pas le gonflement de la glande ; on aperçoit le plus souvent à la base, tantôt au lobe droit, tantôt dans le gauche, presque toujours des deux côtés, — quelquefois enfin au centre, un ou plusieurs noyaux durs. Le plus fréquemment, à côté de ces noyaux durs, on en trouve de ramollis.

Y a-t-il, au contraire, des calculs de la prostate, on trouve celle-ci plus dure qu'à l'état normal, et au lieu de ces petits noyaux, qui n'empêchent pas l'égalité de la surface, on trouve des bosselures, des inégalités. En pressant avec le doigt, si les calculs sont petits et nombreux, on sent une sorte de crépitation vague à travers les parties molles, et on cause, le plus souvent, de la douleur au malade. — Ajoutons que les calculs prostatiques peuvent n'être pas perçus même par le toucher rectal, ainsi que les tubercules. Quant aux *kystes* nous n'essayerons pas d'en tracer le diagnostic, ils sont excessivement rares, et les quelques observations qui existent se rapportent à des kystes volumineux qui amèneraient la confusion avec d'autres lésions que les tubercules qui, seuls, nous occupent. — Dans le cas de M. Dolbeau, toutefois, on aurait peut-être pu, pendant le vivant, prendre pour des tubercules les deux kystes que le professeur a trouvés dans une dissection. L'âge du malade (60 ans) eût constitué une probabilité en faveur d'une autre lésion, par exemple « des concrétions fibro-cartilagineuses, qui s'y trouvent quelquefois, » (Nélaton), et au sujet desquels nous ne nous étendrons pas.

Quant au cancer de la prostate, que nous n'avons jamais eu l'occasion de voir, et qui est excessivement rare, voici ce qu'en dit Nélaton :

« Le diagnostic de cette affection est des plus obscurs. Il est rare qu'elle puisse être reconnue autrement que par l'autopsie ; car les symptômes qui la caractérisent sont identiques avec ceux que nous avons assignés à toutes les tumeurs de la prostate. »

Nous n'avons pas encore parlé d'un mode de début insidieux de la tuberculisation de la prostate, que nous n'avons trouvé signalé nulle part, et dont le malade qui fait l'objet de notre observation nous offre un exemple : l'inflammation avec suppuration du bulbe de l'urèthre. Ainsi qu'on peut le voir, en se reportant à l'observation II, le malade ne se plaignait que d'une douleur au périnée, au niveau de la racine des bourses. La peau était rouge, il existait de la douleur au même niveau, et bientôt on put percevoir de la fluctuation ; le malade ne se plaignait absolument de rien plus, en sorte qu'on pouvait expliquer, par un écoulement blennorrhagique, qu'il n'avait pas même remarqué la suppuration de la partie antérieure du périnée, en rattachant celle-ci à une inflammation suppurative de l'urèthre compliquant la blennorrhagie.

PRONOSTIC

Le pronostic des tubercules de la prostate est toujours grave ; il nous semble, toutefois, qu'on doit établir plusieurs catégories :

La tuberculisation de la prostate n'est-elle qu'un des éléments d'une tuberculisation généralisée? (poumons, méninges, etc.); l'importance de la lésion prostatique s'efface, en quelque sorte, devant la gravité des autres lésions : le péril est imminent.

Avec la tuberculisation de la prostate, y a-t-il lésion pulmonaire concomitante l'ayant précédée ou la suivant, ce n'est plus un danger à aussi courte échéance ; le pronostic n'en est pas moins fatal.

Si, enfin, les tubercules n'occupent que les organes génito-urinaires, à plus forte raison s'ils se cantonnent dans la prostate, le pronostic est bien moins grave, c'est alors qu'on peut même voir les tubercules se crétifier, ce qui constitue, en somme, une guérison.

Mais ne l'oublions pas cependant, tout en restant limités à la prostrate les tubercules peuvent amener des fistules, et de nouveau s'aggrave le pronostic.

ETIOLOGIE

Faire l'étiologie et la pathogénie des tubercules prostatiques, ce serait étudier l'étiologie de la tuberculose en général.

Nous ne ferons que signaler ici ce qu'il y a de spécial à l'organe qui nous occupe. Ce que Pidoux (cité plus haut) dit de la phthisie pulmonaire, est d'une vérité plus saisissante encore pour la tuberculisation de la prostate. Si on retrouve chez ceux qui en sont atteints, « l'habitude extérieure des prédestinés à la phthisie, » le « féminisme » signalé par M. Lorain, on retrouve bien plus fréquemment une blennorrhagie antérieure. On n'a, pour s'en convaincre, qu'à jeter un coup d'œil sur les observations de tubercules, non pas seulement de la prostate, mais encore de l'épididyme. Combien n'en voit-on pas où se trouve notée, soit une blennorrhagie, soit une épididymite ayant existé plus ou moins longtemps auparavant.

C'est à peu près exclusivement chez des jeunes gens et des adultes que s'observe cette affection, tandis que toutes les autres maladies s'observent plus particulièrement chez les gens âgés. La tuberculose ne fait d'ailleurs en cela qu'obéir, dans la prostate, à la loi qui la régit dans les autres organes.

Nous avons recherché si l'influence de la race ne se faisait pas sentir ici comme dans le poumon. Mais les documents sont loin d'être suffisants pour qu'on puisse se faire une opinion à ce sujet.

TRAITEMENT

C'est au traitement local ou général que l'on accordera une plus grande confiance, suivant l'idée que l'on se fera de la nature de l'affection.

Nous ne croyons pas, après ce que nous avons dit de la nature de la maladie, que les moyens locaux puissent fournir de résultat satisfaisant : rendre plus supportables les accidents fonctionnels, c'est à cela qu'ils devront se borner.

Pour ce qui est des moyens généraux, sans en attendre plus qu'ils ne peuvent donner, c'est encore à eux qu'il faut surtout avoir recours. On s'attachera particulièrement à soutenir les forces du malade : l'huile de foie de morue, les préparations de fer ou de quinquina, le séjour à la campagne, les eaux minérales, les distractions, — devront toujours être recommandées.

OBSERVATION I (Louis)

———

Cette observation a été insérée par Louis dans ses *Re-ches anatomico-pathologiques sur la phthisie*. Nous la publions ici, parce qu'elle est, croyons-nous, la première relation parfaitement nette et précise, qui ait été publiée, de tuberculisation de la prostate sans lésion semblable dans le testicule. Nous ne reproduirons ici que l'examen nécroscopique : l'altération de la prostate avait été méconnue du vivant du malade.

OUVERTURE DU CADAVRE 40 HEURES APRÈS LA MORT

Etat extérieur. — Commencement du dernier degré de marasme sans œdème.

Tête. —Infiltration très-peu considérable au-dessous de l'arachnoïde ; quelques granulations blanches, opaques, miliaires, nées de cette membrane le long de la scissure médiane ; une cuillerée de sérosité claire dans le ventricule latéral gauche ; un peu moins dans le droit ; deux autres cuillerées dans les fosses occipitales inférieures. — Immédiatement au-dessous de la protubérance, et dans l'épaisseur de la moelle allongée, se trouvait un tubercule de la grosseur d'un pois de moyenne dimension, ni ankysté, ni ramolli, autour duquel la substance médullaire était dans l'état naturel. — Le reste de l'encéphale parfaitement sain.

Cou. — L'épiglotte n'offrait rien de remarquable ; il y avait une ulcération profonde arrondie, d'une ligne et demie de diamètre, à la réunion des cordes vocales. La membrane muqueuse de la trachée-artère était un peu rouge à sa partie inférieure, d'une consistance et d'une épaisseur convenables.

Poitrine. — Quatre ou cinq onces de sérosité claire dans chacune des plèvres. Une bride blanche, étroite, allait de la plève costale au sommet du poumon gauche, où elle était fixée vis-à-vis d'une cavité tuberculeuse. Le lobe supérieur de ce poumon était dur dans sa totalité, offrait beaucoup de taches jaunes à sa surface, deux excavations peu considérables à sa partie supérieure, et, dans le reste de son étendue, un nombre presque infini de tubercules de forme irrégulière, de la grosseur d'un pois ou d'une noisette, parmi lesquels beaucoup étaient confluents, et quelques-uns ramollis ou même incomplétement vidés. Il y en avait bien moins dans le lobe inférieur, où aucun d'eux n'était ramolli. Presque tous y étaient entourés de tissu pulmonaire hépatisé. A droite, le lobe inférieur était un peu engoué, ne contenait pas de tubercules. Ceux-ci étaient moins nombreux dans le lobe supérieur que du côté gauche, dans le lobe correspondant; tous y étaient à l'état de crudité. Il n'y avait ni granulation, ni matière grise dans l'un ou l'autre des poumons. — Les bronches étaient d'un rose tendre uniforme. Le cœur était petit et sain, l'aorte dans l'état naturel.

Abdomen. — L'estomac contenait beaucoup de bile verte et un peu de mucus épais et tenace. La membrane muqueuse était jaune et très-molle dans une petite partie du grand cul-de-sac. Au-dessous, le long de la grande courbure, dans une surface allongée, de cinq à six pouces carrés, elle était mamelonnée, rougeâtre et grisâtre, avait plus d'un millimètre d'épaisseur et formait une saillie évidente au-dessus des parties qui l'environnaient. Ailleurs, elle était parfaitement saine. La membrane muqueuse de l'intestin grêle était en bon état dans son premier tiers, offrait des ulcérations transversales dans le tiers moyen, longitudinales et elliptiques, comme les plaques qu'elles occupaient, dans le dernier. Les ulcérations transversales ne faisaient pas tout à fait le tour de l'intestin, avaient un pouce ou un pouce et demi de large à leur partie moyenne, étaient plus ou moins rétrécies à leurs extrémités. La membrane muqueuse était complétement détruite à leur niveau, leur surface très-inégale ; ce qui provenait de l'épaississement et de la destruction partielle du tissu sous-muqueux correspondant. Leur pourtour faisait saillie, était rougeâtre, par suite du développement d'un assez grand nombre de tubercules ramollis, dans l'épaisseur du tissu sous-muqueux. A l'extérieur, la partie de l'intestin correspondante à ces ulcérations était plus ou moins grisâtre et violacée, offrait des inégalités qui provenaient des granulations tuberculeuses placées entre le péritoine et la tunique musculeux. Les ulcérations longitudinales n'étaient pas complètes, c'est-à-dire que la membrane muqueuse n'était pas détruite dans toute leur étendue. Leur surface était inégale comme celle des précédentes, par la même raison, et aussi par l'effet d'un plus ou moins grand nombre de brides formées par la membrane muqueuse. Celle-ci était saine dans l'intervalle des ulcérations. — Dans toute la longueur du *gros intestin*, elle était pâle, épaissie et molle comme du mucus. Le cœcum et le côlon lombaire droit offraient cinq ulcérations tuberculeuses, irrégulières, peu considérables, au fond desquelles la tunique musculaire n'était point à nu. — Toutes les *glandes du mésentère* avaient un volume considérable, étaient presque entièrement tuberculeuses, et presque toutes celles du méso-cœcum et du méso-côlon ascendant avaient subi la même transformation. — Le *foie* était pâle et un peu gras, la bile de la vésicule extrêmement épaisse et d'une couleur très-foncée. — La *rate* contenait dix à douze granulations tuberculeuses de la grosseur d'un petit pois, et son tissu était plus rouge que dans l'état naturel. — Les *reins* et la *vessie* parfaitement sains. — *La prostate avait ses dimensions ordinaires et se trouvait presque entièrement transformée en matière tuberculeuse presque entièrement ramollie. — Les vésicules séminales étaient dures, un peu plus volumineuses que dans l'état naturel, et remplies d'une matière tuberculeuse très-ferme, divisée par des cloisons correspondantes à celles qui existent ordinairement. Ces cloisons étaient dures, grisâtres, épaisses de plus d'un millimètre et semblables aux parois des vésicules. A partir du col de ces dernières, et dans la longueur de trois pouces, les conduits déférents avaient deux lignes et demie de diamètre environ et la résistance d'une corde tendue. Leur largeur décroissait un peu en partant du terme indiqué. Leurs parois étaient doublées d'épaisseur, d'un gris presque entièrement opaque, comme celle des vésicules, et leur canal rempli, dans l'espace indiqué, d'une matière tuberculeuse ferme et nullement ramollie. Au delà, tout était dans l'état naturel.* — Louis. — *Recherches anatomico-pathologiques sur la phthisie.* — Paris, 1825, p. 135.

OBSERVATION II (Personnelle)

Hôpital Saint-Antoine, salle Saint-Christophe, n° 22 (service de M. Benjamin Anger). — Le nommé B…, 29 ans, tourneur sur cuivre, né à Saubriot (Suisse) ; célibataire ; entré le 5 mai 1874 ; sorti le 1er juillet 1874.

Le malade venait à peine d'entrer dans la salle quand j'y ai pris le service d'interne. Il n'accusait autre chose qu'une douleur au périnée, immédiatement en arrière de la racine des bourses, au niveau du bulbe ; il y avait aussi du ténesme vésical et de la difficulté d'uriner. Il affirmait n'avoir jamais eu de blennorrhagie. On découvrit bientôt un léger écoulement blennorrhéique, et la peau étant devenue rouge, tendue et fort douloureuse au niveau du point indiqué plus haut, on avait cru à l'existence d'une inflammation suppurée du bulbe de l'urèthre compliquant une blennorrhagie.

Bientôt le malade se plaignit d'une sensation de tension, de poids, prenant à certains moments les caractères d'une douleur véritable au niveau de l'épididyme du côté droit.

C'est à ce moment que j'entrai dans le service, et je crus avec tout le monde, qu'une orchite s'ajoutait à la complication précédente. Tout, jusqu'à l'époque de la maladie présumée, qui devait être avancée, contribuait à l'erreur.

Les signes de cystite du col devinrent plus accusés ; une rétention d'urine se produisit en même temps, M. le docteur Benjamin Anger pratiqua le cathétérisme, qui fut très-pénible. — Le bec de la sonde, après avoir été d'abord arrêté au niveau du sommet de la prostate, n'entra pas dans la vessie, mais dans une poche prostatique d'où s'échappa une notable quantité d'urine ainsi que du pus et du sang.

Le 8 et le 9, le malade présente de la fièvre de suppuration.

Le 11, l'abcès du périnée, sur le point de s'ouvrir spontanément, est incisé avec le bistouri : il s'écoule du pus grumeleux.

Le lendemain, le malade annonce qu'au moment de la miction, l'urine passe tout entière par l'ouverture faite la veille au matin : il s'en est aperçu, dit-il, dans la nuit.

La pointe d'un stylet porté par cette ouverture, pénètre très-loin jusque dans la prostate.

En même temps, l'épididyme était devenu très-rapidement douloureux, tendu, luisant, près de s'abcéder. — Ouverture avec le bistouri ; il s'écoule du pus semblable à celui qui s'est échappé par l'incision périnéale.

C'est alors que la probabilité de tubercules de la prostate s'est présentée à l'esprit. Interrogé de nouveau, le malade dit alors avoir eu ces temps derniers des hématuries : il s'écoulait, non-seulement au moment de la miction, mais aussi dans les intervalles, une petite quantité de sang. Celui qui s'écoulait en dehors de la miction, était pur généralement, et quelquefois mêlé à du pus. Nous avons encore pu constater depuis cette hématurie, à deux reprises.

Le toucher rectal ne permet plus de douter de l'existence des tubercules prostatiques.

Le malade, ainsi que nous l'avons dit plus haut, a le testicule droit tuberculeux, mais l'examen des poumons, pratiqué d'ailleurs depuis à diverses reprises, a fait constater leur intégrité absolue. Le malade était déjà maigre à l'entrée, son amaigrissement augmente pendant son séjour ; il est très-considérable à la sortie. — L'examen de son urine a décelé des traces d'albumine, mais son hématurie ainsi que sa blennorrhée expliquent suffisamment ce fait. Il a eu, en même temps que sa fièvre de suppuration, de la diarrhée ; mais l'une et l'autre ont disparu, et rien n'a pu jamais autoriser à croire à une communication des voies urinaires avec le rectum. — Antécédents héréditaires nuls, — dans ces derniers temps, fatigues et privations. Hypochondrie.

OBSERVATION III (Personnelle)

Hôpital Saint-Antoine, salle Saint-Christophe, n° 17 (service de M. Benjamin Anger). — Le nommé R..., 36 ans, ouvrier en papiers peints, né à Paris, célibataire ; entré le 10 juillet ; sorti le 16 juillet 1874.

Ce malade se plaint d'une douleur dont le siége est profond. En urinant, il souffre, ou plutôt il éprouve une sensation de chaleur, il a une fréquente envie d'aller à la garde-robe, et du ténesme rectal.

Il n'a pas de fièvre ; — le cathétérisme qui n'est pas douloureux, montre que le canal de l'urèthre est libre, et que la vessie ne contient pas de calculs. — La sonde laisse écouler une petite quantité d'urine, et la percussion démontre d'ailleurs, que la vessie n'est pas distendue. L'urine ne présente ni dépôt de graviers ni coloration anormale, pas plus que de sucre ou d'albumine. — Il n'a jamais eu d'hématurie et il ne présente pas d'écoulement par le canal. Il a eu une blennorrhagie il y a 18 ans. Les urines étaient troubles, dit-il, il y a 8 jours.

Ce malade est très-maigre et fort pâle, et cela, depuis la guerre. — L'auscultation la plus attentive et répétée à plusieurs reprises, ne trahit, pas plus que la percussion, la moindre lésion pulmonaire.

L'idée d'une tuberculisation limitée à la prostate s'étant présentée à notre esprit, nous avons pratiqué le toucher rectal, mais cette exploration ne nous a donné aucun résultat. — Après quelques jours de repos à l'hôpital, ce malade a demandé à s'en aller. — Il est sorti le 16, présentant les mêmes symptômes.

OBSERVATION IV (Personnelle)

Hôpital Saint-Antoine, salle Saint-Christophe, n° 16 (service de M. Benjamin Anger). — J..., 63 ans, né à Princey (Ille-et-Vilaine); marié; entré le 14 juillet; sorti le 16 juillet 1874.

En octobre 1871, ce malade a éprouvé, pour la première fois, une gêne dans la miction, mais sans douleur proprement dite. Il a remarqué, vers la même époque, un écoulement purulent assez abondant, que l'on peut encore voir aujourd'hui, mais réduit à l'état de simple suintement. Le jour de l'entrée, cet écoulement, que cependant, nous avions recherché, n'avait pu être aperçu, le malade ayant uriné le matin. Il n'y a jamais eu d'hématurie.

Quelque temps après, le malade se serait aperçu que, lorsqu'il avait uriné, ses bourses étaient le siége d'une tuméfaction d'ensemble, et il éprouvait une sensation qu'il définit par les mots de gêne, de tension, de lourdeur. Peu de temps après, au niveau de la ligne de réunion des bourses avec le périnée, ou plutôt un peu en avant, sur la ligne médiane, il remarqua l'apparition d'une petite tumeur, qui augmentait notablement au moment de la miction.

Puis, 40 jours après le début de la douleur, il se produisit au niveau de la tumeur, une ulcération, orifice d'une fistule par laquelle s'écoulait l'urine, et cela uniquement pendant qu'il urinait. D'autres ouvertures se seraient faites à côté de celle-ci, pour se refermer ensuite. Elles occupaient aussi la partie la plus déclive des bourses, un peu à droite de la ligne médiane.

Un stylet porté dans la fistule, ne pénètre pas à plus de 1 centimètre ou 1 centimètre 1/2, le trajet étant très-anfractueux.

M. le docteur B. Anger pratique le cathétérisme : l'extrémité de la sonde est arrêtée par un rétrécissement siégeant au niveau du sommet de la prostate ou un tant soit peu plus haut ; le toucher rectal ne donne aucun résultat.

Les testicules ne présentent pas trace de tuberculisation. Les poumons sont parfaitement sains. — Et pourtant cet homme présente — depuis quelque temps, dit-il, — un amaigrissement assez considérable. — Il a eu, il y a quarante ans, une blennorrhagie compliquée d'une orchite.

Son père et sa mère étaient très-bien portants : son père est mort d'une occlusion intestinale, et sa mère de suites de couches. Il a quatre enfants, tous d'une très-bonne santé.

Le 16 juillet, ce malade qui est très-pusillanime, et qui ne veut même plus se laisser sonder, demande son *exeat* de peur d'avoir à subir une opération.

OBSERVATION V

(DUE A L'OBLIGEANCE DE M. LANDOUZY, INTERNE DES HOPITAUX)

Hôpital Saint-Antoine, salle Saint-Augustin, n° 1 (service de M. le Dr Constantin Paul).

L..., Albert, trente-quatre ans, marié, employé expéditionnaire chez un fabricant de casquettes, entre le 15 juin 1874 chez M. C. Paul, pour une hémiplégie faciale droite; ses parents sont vieux et bien portants. L... a eu cinq enfants : un est mort en venant au monde, — un autre, en nourrice : de diarrhée, — un troisième est mort de convulsions, les deux survivants ont toujours été bien portants.

L... n'a jamais eu d'affections vénériennes; à 19 ans il a eu une pleurésie gauche, qui l'a retenu à la chambre pendant plus de six semaines.

L..., assez grand, maigre, de tempérament lymphatique, a la peau fine et blanche, les cheveux fins et châtains, les cils longs; il dit être souffrant depuis dix-huit mois; son malaise a débuté par des douleurs vives descendant des hypocondres vers le pubis, douleurs qualifiées, par son médecin, de coliques néphrétiques. L..., pas plus à cette époque que depuis, ne se rappelle pas avoir pissé de sang; mais il a vu, à plusieurs reprises, dans ses urines, un dépôt blanchâtre, qu'on lui a dit être du gravier. L... vint plusieurs fois à la consultation de l'Hôtel-Dieu, où on le sonda, en lui disant qu'il avait une cystite. Peu de temps après, L... souffre d'une diarrhée aqueuse qui dure six semaines, et l'affaiblit considérablement.

Cependant apparaît sur le bord radial de l'avant-bras gauche, une ulcération à bords tuméfiés et rouges, ulcération qui resta des semaines à se cicatriser, en dépit des onguents variés dont on la couvrit.

Aujourd'hui (16 juin), L... porte, à l'endroit même, une cicatrice nacrée de la largeur d'une pièce de deux francs, cicatrice qui a les caractères indiscutables d'une scrofulide.

A partir de janvier 1874, L..., sans être malade, se sent faible, maigrit, et souffre fréquemment de petits accès fébriles vespérins. Le travail devient pénible, difficile. L... s'inquiète, se plaint constamment de maux de reins et d'un malaise général indéfinissable, en même temps qu'il perd la mémoire.

En mars, l'affaiblissement général devient tel, que L..., ne suffisant plus à son travail, reçoit son congé de son patron.

Dans la première quinzaine de mai, L..., sans cause connue, sans refroidissement, douleurs articulaires, ni maux de tête, s'aperçoit un matin, en se rasant, qu'il a la figure fortement tirée à gauche. Ne souffrant pas de cette déviation des traits, L... ne consulte pas; mais, dans les premiers jours de juin, apparaissent quelques fourmillements dans la main gauche, qui est manifestement moins forte et moins adroite que l'autre. Les jours suivants, la faiblesse du membre supérieur gauche va en augmentant. C'est alors que L... entre à l'hôpital.

16 juin. L... a une hémiplégie faciale droite, complète, c'est-à-dire que les muscles frontal et orbiculaire palpébral sont paralysés aussi bien que les muscles animés par le facial inférieur.

Le voile du palais est intact.

La faradisation, indolore pour le côté gauche sain, est un peu douloureuse pour le côté droit, et donne des contractions de l'orbiculaire des paupières de l'élévateur de la lèvre supérieure et de l'aile du nez, du grand zygomatique. La faradisation du front, douloureuse, amène des contractions dans le côté gauche, et rien à droite. La galvanisation, faite à l'aide de vingt-six éléments de l'appareil Onimus-Trouvé, le pôle négatif étant à la périphérie, donne, à la rupture et à la fermeture du courant, du côté sain, de petites contractions non douloureuses, — du côté malade, des contractions plus manifestes et plus douloureuses.

L'électrisation, répétée plusieurs fois, à l'aide de trente et quarante éléments, donne les mêmes résultats.

Le membre supérieur gauche qui ne présente aucun changement, ni dans son volume, ni dans l'état des téguments, est assez faible pour refuser presque tout usage au malade. Au dynamomètre, la main gauche donne vingt, la droite soixante. — Pas de phénomènes subjectifs ou objectifs. Le membre supérieur gauche est, dans toute son étendue, anesthésié : la sensibilité à la douleur, à la température et aux contacts, fait presque absolument défaut. Rien du côté du membre inférieur gauche. L..., sans fièvre, dit avoir conservé l'appétit. Les seules choses dont il se plaigne, sont : la perte du sommeil, et une sensation douloureuse de pesanteur étendue des reins vers le bas-ventre, sensation à direction verticalement descendante, suivant assez bien le trajet des douleurs vives qu'il a ressenties il y a dix-huit mois. Depuis longtemps déjà L... a remarqué qu'il était obligé d'uriner fréquemment. — Les urines ne présentent aucun dépôt, et ne renferment, ni albumine, ni sucre. Examinées, par deux fois au microscope, elles ne tiennent, en suspension, aucun élément.

L'exploration profonde de l'abdomen n'est pas douloureuse, si ce n'est un peu du côté gauche, où le palper de la fosse iliaque est pénible. La palpation et la percussion de la région lombaire, surtout du côté gauche, sont pénibles.

Le cathétérisme, que nous répétons plusieurs fois, est douloureux, seulement au moment où le bec de la sonde pénètre dans la vessie : les urines rendues immédiatement après le cathétérisme ne contiennent ni sang, ni dépôt.

L'examen des divers organes ne révèle que de la submatité de la fosse sus-épineuse droite, et dans le même point, de l'expiration prolongée et des craquements; apyrexie.

Les jours suivants, rien à noter, ni dans l'état local, ni dans l'état général. L'examen du fond de l'œil est négatif. Les électrisations donnent le même résultat que le premier jour.

La réaction électrique permet d'affirmer que l'hémiplégie faciale n'est ni rhumatismale, ni de cause périphérique : la concomitance de la paralysie faciale droite et de la parésie du bras gauche, fait d'emblée porter le diagnostic : tumeur de la protubérance. — Quant à la nature de la tumeur, elle doit être tuberculeuse, étant donnés ces faits : qu'il n'y a pas d'antécédents vénériens, qu'il y a sur l'avant-bras des traces de scrofule, et qu'enfin, les sommets des poumons, sont très-suspects.

27 juin. Même état de l'hémiplégie faciale ; la parésie du bras a notablement diminué.

Au dynamomètre : main gauche 50, main droite 60. L'insensibilité à la température et à la douleur est moins considérable. — État général bon, moins la diarrhée aqueuse, qui cependant diminue.

Derniers jours de juin. Diarrhée moins intense, anorexie presque complète. L... accuse une faiblesse générale, et une sorte de tension des reins qui augmente par les efforts et par la marche.

Chaque soir : fièvre, tendance au sommeil et sueurs abondantes.

1er *juillet*. Grande apathie ; L... semble indifférent à ce qui se passe autour de lui, il somnole une partie de la journée. — La peau est chaude, le pouls fréquent, la fièvre est plus intense le soir.

Sueurs abondantes pendant le sommeil ; L... tousse peu, et ne crache pas. Craquements plus nets, et râles humides au sommet droit, en avant et en arrière. La diarrhée reprend, aqueuse, sans coliques, sans douleur au palper abdominal. Même état de la face. Légère dilatation de la pupille droite ; tous les mouvements de l'œil sont intacts.

2 *juillet*. Fièvre, anorexie complète, subdelirium, râles muqueux, fins, égaux, disséminés dans les deux poumons. Le membre gauche a recouvré presque toute sa force ; la sensibilité aux contacts a reparu, mais la sensibilité à la température fait défaut.

3 *juillet*. Fièvre intense, subdelirium continu. Râles muqueux fins, égaux, disséminés dans les deux poumons, sans matité. Gros râles humides sous la clavicule droite, gros craquements dans la fosse sus-épineuse droite. — Mort le 4 juillet, 10 heures du soir.

Autopsie le 6 juillet, 11 heures du matin.

Thorax. — Poumons volumineux remplissant la cage thoracique, fortement congestionnés et parsemés, du sommet à la base, de granulations miliaires de la grosseur d'une petite tête d'épingle. Ces granulations très-confluentes, semblent d'une façon générale, plus volumineuses au sommet qu'à la base ; elles semblent plus jeunes dans les parties inférieures du poumon. Au sommet du poumon droit, adhérences assez solides qui se sont développées autour d'un foyer caséeux du volume d'une grosse noix, et de deux cavernules du volume de noisettes.

A la partie supérieure du bord postérieur du poumon gauche, adhérences anciennes peu résistantes au sommet, masse caséeuse du volume d'une noisette.

Trachée et larynx congestionnés, sans ulcérations.

Péricarde, cœur, sains.

Abdomen. Le *foie*, de volume normal, un peu gras, découpé en minces tranches, ne paraît pas contenir de tubercules. Rien aux voies biliaires. —

Rate saine.

Intestins. Injection un peu vive de la dernière portion de l'iléon et du gros intestin. Pas trace d'ulcérations ni de granulations tuberculeuses. — Rien sur le péritoine intestinal.

Ganglions mésentériques de volume normal.

Péritoine sain.

Le *rein* gauche a un volume un peu supérieur à la normale ; il est mou, un peu pâteux. La décortication est assez facile ; la surface présente des teintes différente d'anémie et d'hypérémie. La coupe du rein donne au premier aspect l'idée d'un rein calculeux, en ce sens que presque toute la substance médullaire est remplacée par des loges ou cavernes correspondant aux pyramides. Ces loges se fondent toutes pour former une cavité anfractueuse qui se continue avec le bassinet. Dans cette cavité, c'est à peine si on trouve encore trace des calices et des pyramides. Toute la substance médullaire semble avoir disparu ; les bords de la vaste cavité irrégulière, déchiquetée, anfractueuse, sont formés d'une espèce de bourrelet constitué par une matière blanc-grisâtre qui semble assez bien établir une ligne de démarcation entre la base des pyramides et la substance corticale. — Dans quelques points, où la disposition pyramidale persiste, le rein n'est plus formé que d'une masse assez homogène, masse d'un blanc-gris assez résistante, qui se continue dans la substance corticale, sous forme de traînées linéaires ou de noyaux du volume de lentilles. — Disséminés çà et là, se voient quelques tubercules. Ce qui prédomine dans la substance corticale, ce sont les nodules caséeux variant du volume d'une lentille à celui d'un pois. — L'espèce de caverne formée par la réunion des pyramides (dont la substance a disparu par ramollissement), est formée d'un revêtement blanc-grisâtre, ferme, résistant, qui se continue avec le bassinet épaissi et d'un blanc-rougeâtre.

L'uretère est très-épaissi, et cela dans presque toute sa longueur. Par places, l'épaississement va jusqu'à acquérir le volume du petit doigt. L'épaississement de l'uretère est dû au volume considérable de la muqueuse, qui est mamelonnée et ulcérée par places. En différents points, le raclage de la muqueuse de l'uretère entraîne une matière blanchâtre, pulpeuse, formée de détritus caséeux.

L'altération de l'uretère se continue jusque dans la vessie. L'épaississement de l'uretère est tel par places, que, sur une coupe perpendiculaire à son axe, la lumière apparaît semblable à celle d'une artère et que le calibre de cette lumière est au moins le quart du calibre du conduit.

Le *rein droit* paraît d'un volume normal, il est bien moins altéré que le gauche; il y a sur les pyramides, et en dehors de celles-ci, des noyaux et des traînées de matière caséeuse; mais cette matière est plus ferme, et nulle part encore on ne voit de substance. Il n'y a pas formation de cavernes. *L'uretère* est un peu épaissi, il n'est pas bourgeonnant; on n'y voit pas de granulations miliaires.

La *vessie* est épaissie, le bas-fond est injecté; par places se voient de petits points blanchâtres se détachant sur le fond rouge-bleuâtre de la muqueuse.

L'altération est grande au niveau du col de la vessie. Elle semble s'être propagée de l'urèthre, ou plutôt de la *prostate*. La muqueuse uréthrale depuis la portion membraneuse jusqu'au col vésical, est transformée en une plaque irrégulière, saillante en certains points, déprimée en d'autres, suivant qu'elle est formée par des nodules de matière blanc-jaunâtre ou par un épaississement blanc-grisâtre de la muqueuse, dans laquelle on ne distingue nettement ni le verumontanum ni l'utricule prostatique.

Quant au tissu même de la prostate, on y trouve creusée une loge du volume d'une noisette, dans laquelle on peut voir quelques détritus caséeux; cette petite caverne occupe au-dessous de la muqueuse uréthrale, la base de la glande. — A la même hauteur, mais à gauche de la ligne médiane, une incision découvre un tubercule cru non ramolli, du volume d'une lentille.

A l'exception de la région prostatique, les autres portions de l'urèthre sont saines.

Les *testicules* et les *épididymes* sont sains.

Crâne. — Un peu d'œdème de la base. L'examen complet de l'encéphale ne montre qu'un tubercule du volume d'un noyau de cerise, tubercule ferme à sa périphérie, plus mou à son centre, de couleur pistache, occupant la partie droite du bulbe, dans un point intermédiaire au bulbe et au bord inférieur de la protubérance.

OBSERVATION VI (Personnelle)

Hôpital Saint-Antoine, salle Saint-Christophe, n° 33 (service de M. Benjamin Anger). — F..., 46 ans, fabricant de jouets, né à Bittinvillers, célibataire ; entré le 14 juillet 1874.

Il y a six semaines que ce malade souffre de ce qu'il appelle « un échauffement ; » il a une constipation considérable, une sensation de chaleur et de ténesme dans le rectum. La miction n'a jamais été impossible, mais depuis quelque temps elle est difficile ; à certains moments toutefois elle redevenait facile : le jet ne s'est jamais arrêté brusquement, mais il est souvent en vrille, et quelquefois en éclats. L'urine a toujours été d'une coloration normale, et n'a jamais déposé, mais l'odeur forte qu'elle présentait ces jours-ci avait frappé le malade.

A l'entrée il n'avait pas uriné de la journée. Par la percussion on constate que le sommet de la vessie arrive à deux doigts au-dessus de l'ombilic. Aujourd'hui toutefois le malade a uriné passablement, mais, la distension de la vessie n'en est pas diminuée ; M. le docteur Benj. Anger pratique le cathétérisme ; il s'écoule par la sonde, de l'urine avec un peu de sang ; on peut cependant parfaitement sentir que la sonde n'a pas pénétré dans la vessie, mais dans une poche prostatique.

Le toucher rectal fait découvrir au niveau du sommet de la prostate, une tumeur unique dure et assez grosse ; on ne trouve pas autour de ce point de petits foyers purulents ; on ne trouve pas non plus en revanche de sensation de crépitation. Le malade urine toujours passablement, et toujours sa vessie est détendue sensiblement au même degré, ce qui indique clairement qu'il vide ainsi sa poche prostatique.

Le 18, M. le docteur Benj. Anger tente de nouveau le cathétérisme avec une sonde métallique, mais aussi vainement que le jour de l'entrée. M. Reliquet qui se trouvait présent n'est pas plus heureux. On laisse de côté la sonde métallique pour une sonde en gomme ; cette fois, après quelques tâtonnements, il s'écoule une notable quantité d'urine ; mais il serait bien difficile de dire si c'est dans la vessie même ou dans une poche prostatique qu'à pénétré le bec de la sonde. M. Reliquet et M. Benj. Anger, penchent plutôt vers cette dernière supposition ; et attribuent la poche à une tuberculisation de la prostate. M. Benj. Anger, toutefois, frappé de la dureté du noyau tuberculeux, se demande si l'on n'aurait pas affaire à un tubercule crétacé.

BIBLIOGRAPHIE

Outre les travaux sur le tubercule en général :

ANDRAL. — *Clinique médicale*. — Maladies de poitrine.
    T. II, p. 348.

BARNIER. — *Des Tubercules du Testicule*. Th. Paris, 1873.

BAUCHET. — *De la Tuberculose au point de vue chirurgical*,
    Th. de concours, Paris, 1857.

BAZIN. — *Leçons théoriques et cliniques sur la Scrofule*.
    Paris, 1861.

BÉRAUD. — *Des maladies de la Prostate*, Th. de concours.
    Agrég. 1857.

BOYER. — *Maladies chirurgicales*, t. VII.

BROUARDEL. — *De la Tuberculisation des Organes Génitaux
    de la femme*. Th. Paris, 1865.

BRODIE. — *Lectures ou the diseases of the Urinary organs*,
    2e édition, 1835.

BROCA. — *Traité des Tumeurs*. Paris, 1869.

CIVIALE. — *Traité pratique sur les maladies des Organes
    génito-urinaires*. 3e édition, Paris, 1860.

CRUVEILHIER. — *Anat. Path.*

CURLING. — *Maladies du Testicule*. 1857.

CURTIS. — *Prostatite suppurée*. — Bull. soc. anat. 5e série,
    t. VIII, p. 17.

DUFOUR (Ch.). — *Études sur la tuberculisation des organes
    génito-urinaires*. Th. Paris, 1854.

FOURNIER (A.). — *Nouveau Dictionnaire de médecine et de
    chirurgie pratiques*, t. V, p. 159.

GOSSELIN. — *Notes à Curling*, p. 376. — *Cliniques*, t. II.

GROSS. — *De la Prostatorrhée* (analysé dans la *Gazette Hebdomadaire*, 1860, p. 540.

HÉMATURIE. — (Articles). *In Dict. en 30, Dict. de Méd. et de Chirurg. pratiq.*, etc.

JAMAIN. — *Manuel de Pathologie chirurgicale*, t. II.

LARCHER (O). — Art., *Hématurie in Dict. de Méd. et de Chirurg. pratiq.*, t. VII.

LANCEREAUX. — *Atlas d'Anatomie Pathologique.*

LEBERT. — *Traité d'Anatomie Pathologique générale et spéciale.* Paris, 1857, t. I, p. 688. — *Traité général des affections scrofuleuses et tuberculeuses*, 1859.

LITTRÉ et ROBIN. — *Dictionnaire de Médecine*, etc., 13e édition, art. *Prostate, Prostatorrhée, Tubercules.*

LOUIS. — *Recherches Anatomico-Pathologiques sur la Phthisie.* Paris, 1825, p. 132.

MERCIER. — *Archives générales de médecine*, 1839.

MOUGIN. — *De l'Épididymite Caséeuse.* Th., Paris, 1873.

NARGAUD. — *De la Suppuration chronique des voies séminales.* Th., Paris, 1873.

NEPVEU. — *Contribution à l'étude des tumeurs du testicule.* Th., Paris, 1872.

NÉLATON. — *Éléments de Pathologie Chirurgicale*, t. V, p. 347.

PASTUREAU. — *Des abcès de la Prostate.* — Th. Paris, 1872.

PETIT (H). — *Bulletin de la Société Anatomique*, 5e série, t. VIII, p. 42. — (Tubercules des testicules de la vessie, du poumon, fonte tuberculeuse de la prostate, caverne prostatique s'ouvrant à la fois dans l'urèthre et dans le rectum).

ROBIN et BÉRAUD. — Voir Béraud.

RINDFLEISH. — *Traité d'Histologie Pathologique.* Trad. franc. par Gross. Paris, 1873.

RILLIET et BARTHEZ. — *Traité des Maladies des Enfants.* Paris, 1854.

ROBERT (W). — *On Urinary and Renal diseasses.* London, 1872. — 2e édition, p. 129 et suiv.

ROBIN. — *In Cliniques de Trousseau.* — *In Thèse de Béraud.*

ROLLET. — *Dict. Encycl. des sciences Médic.*, 1re série, t. IX, p. 671.

SIREDEY. — *Bulletin de la Société Anatomique*, 1867.

SMITH. — *Bartholomew's hospital. Report*, vol. VIII.

STAPFER. — Th. Paris, 1873.

THOMPSON. — *Cliniques*, p. 505. — *British Médical journal*, 1861.

VALLEIX. — *Guide du Médecin praticien*, 5° édition, t. IV, p. 662.

VÉDRINE. — *De certains modes de début des tubercules du testicule*. Th. Paris, 1873.

VELPEAU. — *Dict. en 30*, art. Prostate.

VERDIER. — *Observations et réflexions sur les phlegmasies de la Prostate*; Paris, 1838.

VIRCHOW. — *Pathologie des Tumeurs*.

VIARD. — *Bulletin de la Société anatomique*, 1847,

VIDAL DE CASSIS. — *Traité de Pathologie externe*, 5° édition avec addit. et notes par Fano. Paris, 1861, t. IV.

Vu, bon à imprimer :
ROBIN, *président*.

Permis d'imprimer :
Le vice-recteur de l'Académie de Paris,
A. MOURIER.